I0077128

# LE

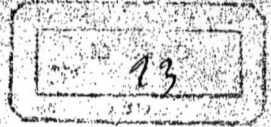

# PAVILLON D'OPÉRATIONS

## DE

# L'HOPITAL DE NEVERS

PAR

## Le Dʳ Albert PANNÉ

EX-INTERNE LAURÉAT DES HOPITAUX DE PARIS
CHIRURGIEN EN CHEF DE L'HOPITAL

———————

NEVERS

IMPRIMERIE MAZERON FRÈRES
2, Rue du Pont-Cizeau

———

1892

Tₑ37
166

# LE

# PAVILLON D'OPÉRATIONS

## DE

# L'HOPITAL DE NEVERS

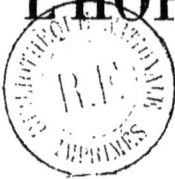

PAR

## Le Dr ALBERT PANNÉ

EX-INTERNE LAURÉAT DES HOPITAUX DE PARIS

CHIRURGIEN EN CHEF DE L'HOPITAL

NEVERS

IMPRIMERIE MAZERON FRÈRES

2, Rue du Pont-Cizeau

1892

T 37
Te
166

L E

# PAVILLON D'OPÉRATIONS

DE

## L'HOPITAL DE NEVERS

L'application des doctrines de Pasteur à la pratique de la chirurgie a nécessité un changement profond dans le mode de construction et d'aménagement des salles d'opérations. Les anciennes cèdent peu à peu la place à celles que tous les médecins connaissent aujourd'hui et dont les détails sont combinés pour obtenir l'asepsie et favoriser la pratique de l'antisepsie.

Cette transformation est à peu près achevée à Paris et dans les grands centres chirurgicaux : elle s'effectuera sans doute plus lentement dans les villes d'importance moindre, bien que l'impulsion première, en France, soit partie de l'une d'elles (salle d'opération du docteur Maunoury, à Chartres, 1886.) Mais, là aussi, le progrès ne peut tarder à se faire partout où les ressources locales et une administration prévoyante le permettront. Nous en apportons une nouvelle preuve dans la description du pavillon d'opérations qui fonctionne à l'hôpital de Nevers depuis le 1ᵉʳ octobre 1891.

La création de ce pavillon n'a pas eu pour seule raison d'être le désir, si légitime qu'il pût être, de suivre le mouvement de rénovation chirurgicale que nous signalions plus haut ; elle répondait à une véritable nécessité, car notre service de chirurgie ne possédait pas de salle d'opérations. Les opérations d'urgence, seules pratiquées dans la période pré-antiseptique, étaient exécutées soit dans la salle commune, soit dans de petites chambres voisines où l'on transportait, à cette occasion, le matériel nécessaire. La rareté de ces cas, la simplicité des préparatifs qu'ils exigeaient, expliquent comment nos devanciers ont pu s'accommoder de cet état de choses.

Avec la méthode antiseptique et l'augmentation du nombre et de la complexité des opérations qui en est la conséquence naturelle, les inconvénients et les dangers résultant de l'absence d'un local spécial devinrent plus sensibles, et attirèrent bientôt l'attention de la Commission administrative de l'hôpital, à la sollicitude de laquelle nous ne saurions trop rendre hommage. Aussi, le 11 juillet 1890, sur la proposition et le rapport motivés de l'un de ses membres, M. Blandin, cette commission vota la construction d'une salle d'opérations ; elle décida, de plus, étant donné le caractère tout spécial et entièrement nouveau de ce genre d'installation, que le chirurgien lui-même en fournirait le plan général, et en surveillerait l'exécution de concert avec l'architecte et, pour lui faciliter sa tâche, elle lui donna la mission préalable d'aller visiter, où il le jugerait nécessaire, les salles d'opérations récemment créées.

Nous avons fait ce voyage en décembre 1890 et l'avons borné à Paris, où le grand nombre et la variété des installations hospitalières nouvelles nous fournirent des éléments d'instruction et de comparaison suffisants pour rendre facile le rôle dont nous avions l'honneur d'être chargé.

La disposition des bâtiments de l'hôpital ne permettait pas de songer, comme cela aurait été naturel, à placer la nouvelle construction entre les deux salles d'hommes et de femmes, qui n'ont aucune communication l'une avec l'autre; aussi, fut-il décidé qu'elle serait élevée au milieu des jardins, et qu'on lui annexerait quelques chambres pour recevoir les malades opérés, le tout constituant un petit pavillon isolé, exclusivement consacré aux opérations.

Nous nous sommes trouvé, par suite de cette circonstance, dans des conditions exceptionnellement favorables, puisque nous avions à faire quelque chose d'entièrement neuf et que nous n'avions ni construction antérieure ni espace à ménager. Aussi nous sommes nous attaché à réaliser, sans sortir des proportions modestes compatibles avec l'importance secondaire de l'hôpital, une installation chirurgicale réellement complète, où le service intérieur fût commode, où tout ce qui est de nature à augmenter la facilité et la sécurité des opérations fût groupé sous la main du chirurgien, où, enfin, les malades pussent trouver réalisées les conditions de confortable et d'hygiène qui exercent toujours une heureuse influence sur la guérison. Nous nous sommes efforcé, du reste, d'atteindre ce but par les moyens les plus simples et les moins coûteux.

Nous avons trouvé, pour l'élaboration du plan du pavillon et l'exécution des détails complexes d'aménagement, un collaborateur précieux en M. Billard, architecte de l'hôpital, et nous lui exprimons nos remerciements pour l'intelligence et la rapidité avec lesquelles les travaux ont été conduits.

Nous devons à l'extrême obligeance de M. Legendre, artiste peintre, professeur au lycée, les nombreux dessins qui rendront facile la compréhension de notre texte.

# HOSPICES DE NEVERS

## PAVILLON D'OPÉRATIONS

Fig. I

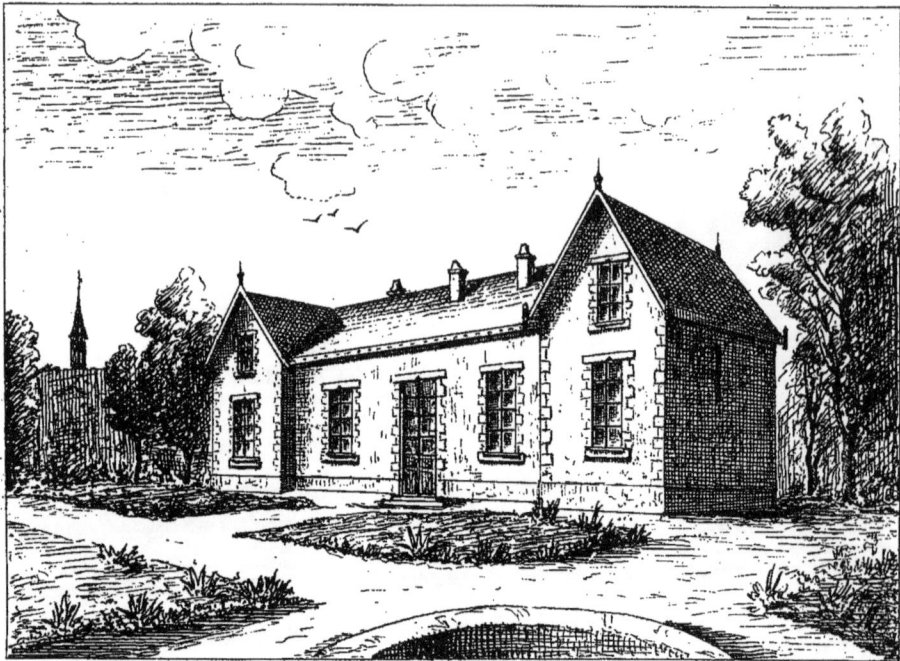

Fig. II

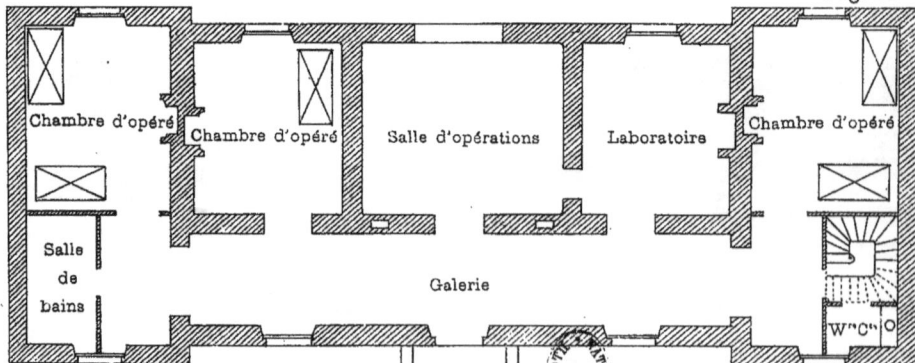

Chambre d'opéré | Chambre d'opéré | Salle d'opérations | Laboratoire | Chambre d'opéré

Salle de bains | Galerie | W^ne C^le

Plan

Echelle de 0,005 pour mètre

# DESCRIPTION

## PAVILLON D'OPÉRATIONS

---

Le pavillon d'opérations (fig. I.) est un rez-de-chaussée élevé de 0 m. 60 au-dessus du sol, couvrant une superficie totale de 25 mètres de long sur 8 de profondeur. Il est situé au milieu des jardins de l'hôpital, à 50 mètres environ des salles de malades ; cet éloignement du service de chirurgie exigeait qu'il pût se suffire à lui-même ; aussi trouve-t-on, groupés autour de la salle d'opérations (fig. II.) :

1° Une pièce annexe, le laboratoire, où sont les vitrines pour instruments et pour objets de pansement, où se préparent l'eau bouillie, les tampons et compresses stérilisées, etc., etc.

2° Trois chambres de malades, indépendantes les unes des autres ;

3° Un cabinet de bains et des cabinets d'aisances ;

4° Un grenier mansardé ;

5° La porte d'entrée donne accès dans une vaste galerie régnant d'une extrémité à l'autre du bâtiment et desservant les diverses pièces que nous venons d'énumérer, qui s'ouvrent toutes sur un de ses côtés.

Nous allons passer en revue ces différentes parties.

## 1° SALLE D'OPÉRATIONS

Nous avons emprunté à la salle d'opérations du docteur Maunoury, à Chartres, comme à un parfait modèle, quelques-unes des dispositions intérieures les plus importantes.

Notre salle mesure 4 m. 50 de largeur, 5 m. 50 de longueur, 4 mètres de hauteur. Placée au centre du pavillon, elle communique avec le corridor par une porte à deux battants qui sert à l'entrée et à la sortie des opérés, avec le laboratoire, par une porte ordinaire.

Son revêtement intérieur est tout entier en ciment de Portland. Une couche de dix centimètres d'épaisseur, reposant sur un lit de béton de quarante centimètres, forme le sol. Une pente de cinq centimètres, au total, y a été ménagée ; assez faible pour ne pas gêner l'assiette des tables, elle suffit pour entraîner les eaux de lavage dans l'un des angles où un conduit les déverse à l'extérieur.

Fig. III

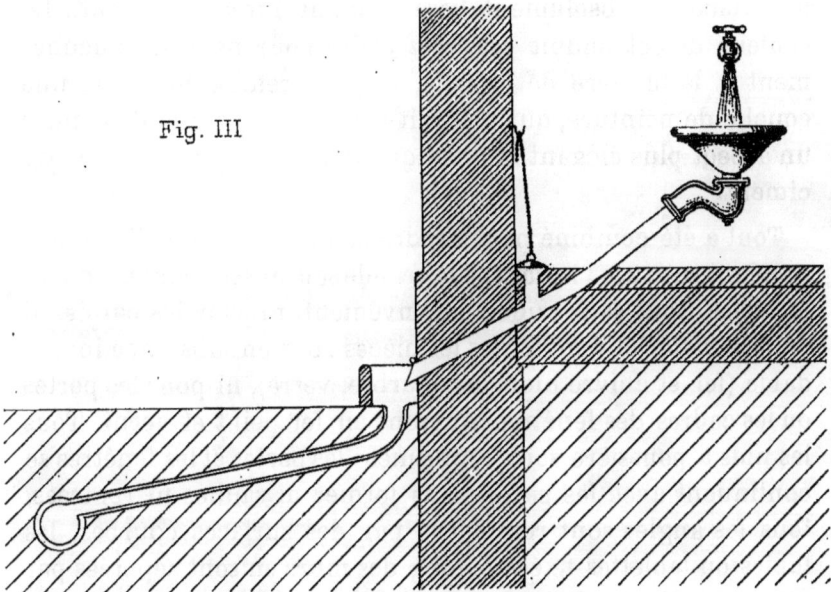

Ce conduit (voir fig. III.), est fermé à ses deux extrémités : du côté de la salle, par un couvercle en cuivre, maintenu habituellement soulevé par une chaînette métallique accrochée au mur ; à l'extérieur, par une fermeture simple et automatique, qui suffît à elle seule à intercepter toute communication avec le dehors ; voici en quoi elle consiste : le conduit qui fait saillie à l'air libre de quelques centimètres est taillé légèrement en biseau à son extrémité, qui est fermée par un clapet articulé à charnière. Ce clapet est soulevé par le moindre filet d'eau venant de la salle, le laisse écouler et retombe de son propre poids sur l'orifice. Les liquides expulsés sont reçus dans un cuvette de ciment d'où ils arrivent dans un conduit souterrain qui les mène, avec les autres eaux du bâtiment, jusqu'à l'égout voisin.

Les parois de la salle sont revêtues, comme le sol, dans toute leur hauteur, d'une couche de Portland, et la pièce forme, dans son ensemble, une immense cuve de ciment dont toute la surface est absolument lisse et d'une dureté de granit. La couleur de cet enduit est assez claire pour ne nuire aucunement à la lumière de la salle, et pour rendre superflue une couche de peinture, qui n'aurait d'autre utilité que de donner un aspect plus élégant, en masquant les quelques reprises du ciment.

Tout a été combiné pour rendre facile l'entretien d'une propreté minutieuse ; les lavages à grande eau, aussi fréquents qu'on le désire, sont sans aucun inconvénient, ni pour les parois, ni pour le matériel dont toutes les pièces sont en substance inoxydable (fer et cuivre nickelés, marbre, verre), ni pour les portes ou les cadres des fenêtres, qui sont en fer peint et verni. Tous les nids à poussière sont supprimés : les portes et les fenêtres se continuent avec les parois sans former ni saillies ni rentrées, tous les angles sont remplacés par des surfaces courbes, les tables ou tablettes fixées le long des murs en sont séparées par un intervalle de quelques centimètres, aucun tuyau enfin, ni d'eau ni de gaz, ne rampe le long des parois, ils circulent tous dans les pièces voisines et ne traversent les murs de la salle qu'au point précis où ils se terminent par un robinet. Enfin, pour rendre plus faciles les nettoyages, l'ameublement est réduit au strict nécessaire, tout ce qui n'est pas indispensable pendant l'opération est relégué dans le laboratoire, et on ne trouve, fixés au mur, que les objets suivants : un vidoir, un filtre Chamberland, un lavabo, enfin, quelques tablettes en verre ou marbre reposant sur consoles.

Le vidoir rejette au dehors les liquides pathologiques et l'eau de lavage des mains. Nous en avons pris l'idée dans le service de Maternité de l'hôpital Tenon. Fixé au mur par un collier en fer, à 0ᵐ 75 du sol, il est formé de la réunion de trois pièces : 1° une large et profonde cuvette en cuivre, étamée intérieurement, peinte extérieurement ; — 2° Un tuyau d'écoulement de gros calibre descendant en pente rapide vers l'angle voisin de la salle, celui précisément où se collecte l'eau de lavage ; dans l'épaisseur de la couche de ciment il se déverse dans le conduit qui amène ces eaux (voir fig. III) et aboutit à l'orifice extérieur que nous avons décrit ; — 3° un syphon en plomb, intermédiaire aux deux parties précédentes ; il est facile à maintenir dans un état de propreté parfaite, car il est assez large pour que la main et l'avant-bras puissent s'y introduire pour le nettoyer, et de plus une ouverture, placée à sa partie déclive et fermée par une bonde de vidange, permet de le mettre complètement à sec. Un robinet d'eau de ville (X) est, du reste, placé au-dessus du vidoir et son jet violent balaie le fond de la cuvette et produit un renouvellement rapide de la couche d'eau du syphon. Ce robinet sert aussi à d'autres usages : il porte à son extrémité un pas de vis sur lequel vient se fixer le tuyau de caoutchouc servant au lavage des murs, et c'est sur lui également que vient prendre naissance le conduit métallique qui alimente le filtre Chamberland.

Ce filtre, à six bougies, occupe un support nickelé dans l'angle voisin. L'eau filtrée s'écoule par l'intermédiaire de tubes en caoutchouc dans deux barillets de verre de dix litres chacun, reposant sur une tablette en marbre située à proximité ; elle est fournie en grande abondance, grâce à la forte pression de l'eau de ville et c'est elle qui sert, à l'exclusion de

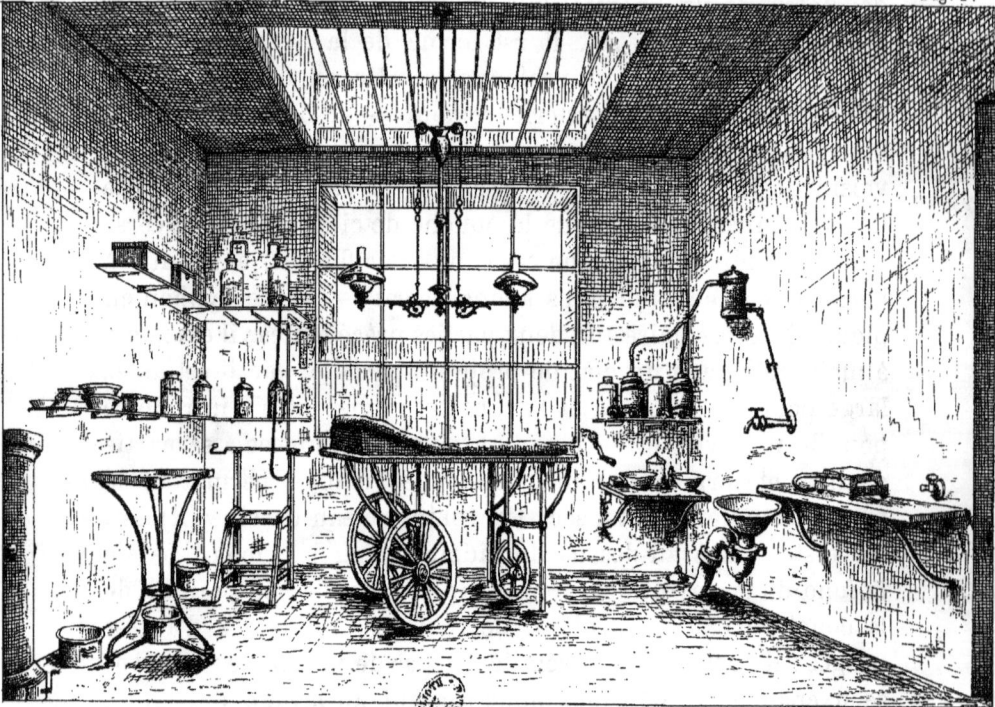

Fig. IV

toute autre, au lavage des mains et à la préparation de l'eau bouillie.

Nous avons rejeté, comme lavabo, tout appareil compliqué et breveté du genre de ceux que nous avons vus presque partout ; rien n'étant plus pratique et plus facile à tenir propre que la cuvette ordinaire en porcelaine, nous nous sommes contenté de faire placer, sur bâtis en fer scellé dans le mur, une large table de marbre blanc qui supporte les cuvettes, savons, brosses, etc., enfin, tout ce qui est nécessaire pour obtenir l'asepsie des mains. Pour éviter l'inconvénient d'avoir à remplir les cuvettes à l'aide de brocs ou autres récépients, nous avons fait installer, à 0 m. 40 au-dessus de la précédente table, une tablette de même substance et moitié moins large, sur laquelle reposent les deux barillets d'eau filtrée ; y prennent place, en outre, deux marmites en cuivre à robinets, contenant chacune une douzaine de litres d'eau bouillante. Il suffit, dès lors, de tourner les robinets dont sont munis ces différents récipients, pour faire tomber dans les cuvettes sousjacentes les liquides aseptiques qu'ils contiennent et dont la quantité, facilement renouvenable du reste, suffit à tous les besoins. Quant à l'eau résultant du lavage des mains, elle est rejetée dans le vidoir situé immédiatement derrière.

Les tablettes de glace, placées sur consoles nickelées, se trouvent dans l'angle et sur la face opposés ; elles sont disposées suivant le mode habituel, en deux séries superposées, une inférieure, à 0 m. 90 du sol, de 3 m. 50 de longueur; l'autre supérieure, à 1 m. 90 du sol, de 2 m. 50 de longueur.

Signalons une dernière table en marbre, placée sur bâtis en fer, à droite du vidoir. Elle sert à supporter deux fourneaux à gaz mobiles, alimentés par deux robinets à gaz traversant le mur à quelques centimètres au-dessus.

Le mobilier de la salle d'opérations est réduit, lui aussi, au minimum, pour éviter tout encombrement, il comprend : la table pour instruments, un escabeau, la table d'opérations et une petite table roulante, en bois, pour objets variés.

La table pour instruments est celle de Lucas-Championnière ; mais, nous avons remplacé ses plateaux en fer-blanc par trois plateaux en nickel pur massif, dont les dimensions ont été calculées de façon à ce qu'ils puissent entrer les uns dans les autres et trouver place, sous un petit volume, dans le stérilisateur Poupinel, où ils sont aseptisés en même temps que les instruments. Etant inoxydables, leur entretien est des plus faciles.

L'escabeau est en bois : c'est celui de Reverdin. Il sert à placer sur la rangée supérieure des tablettes de glace les lourds flacons pleins de liquide et il est utilisé comme siège par le chirurgien dans les opérations gynécologiques, où son emploi est fort commode. Il a été fait par le menuisier de l'hôpital.

Nous désirions avoir une table d'opérations très-mobile, pouvant circuler d'une pièce à l'autre à travers le corridor, de façon à aller chercher le malade chloroformé dans sa chambre et à le reconduire jusqu'à son lit après l'opération. Aucun modèle ne pouvait atteindre plus exactement ce but que la table-chariot imaginée par le professeur Farabeuf, pour l'école pratique de Paris ; elle roule et tourne sur elle-même avec la plus grande facilité, tout en pouvant être immobilisée à volonté par un mécanisme simple et ingénieux. Nous l'avons donc adoptée en lui faisant subir quelques modifications de détail : nous avons fait remplacer ses roues ordinaires par des roues caoutchoutées et recouvrir la table en bois qui forme le dessus du chariot par une lame de zinc, de façon à la rendre imperméable aux liquides. En guise de dossier, pour élever la tête du malade, nous nous servons d'un pupitre léger, en bois, recouvert, lui aussi, d'une lame de zinc et qui, étant mobile, peut se placer en un point quelconque de la table. Un matelas mince recouvre le tout et est protégé lui-même par une toile caoutchoutée.

Pour les opérations gynécologiques, nous adaptons à l'une des extrémités de cette table deux sous-cuisses en acier nickelé, fabriqués sur nos indications par le serrurier de l'hôpital. D'autres accessoires, dont nous trouvons l'usage commode se fixent de la même façon sur les bords de la table, ce sont des planchettes en bois, montées chacune sur deux tiges d'acier nickelé, terminées par des chapes. Placées à la droite ou à la gauche du chirurgien et de son aide elles supportent, à portée de la main différents objets, tampons, par exemple, et dispensent de tables fort encombrantes. Aussi, une seule petite table roulante, en bois, suffit-elle à tous les besoins.

L'éclairage naturel de la salle vient de deux sources : d'une large baie vitrée occupant la plus grande partie d'une des parois et d'un châssis vitré situé dans le plafond.

La baie vitrée mesure 2 m. 40 de largeur, sur 2 m. 50 de hauteur ; elle est orientée au couchant, de façon à ne pas recevoir le soleil le matin. Elle est formée de quatre vantaux, deux latéraux fixes, et deux médians, s'ouvrant en dehors, et se rabattant sur les latéraux. Un store extérieur descend verticalement, séparé de la baie par toute l'épaisseur du mur, soit 0 m 60, et ne gênant pas, par conséquent, les mouvements des vantaux ; il se manœuvre de l'intérieur même de la salle. Quant au châssis vitré du plafond, il a 2 m. 80 de longueur, sur 2 mètres de largeur. Une de ses vitres est remplacée dans une certaine étendue par un verre perforé. A ce châssis du plafond en correspond un second, enchâssé dans le toit et aussi grand que le premier. L'espace triangulaire qui les sépare mesure la hauteur du toit et forme une chambre close où l'on a accès, pour le nettoyage, par une porte donnant dans le grenier.

L'éclairage artificiel nocturne est fourni simplement par deux lampes à gaz avec réflecteurs placés aux deux extrémités d'une tige horizontale, pouvant s'élever ou s'abaisser en glissant sur la tige verticale descendant du plafond, et pouvant se placer dans toutes les directions. Un des réflecteurs est métallique et concentre sur le champ opératoire une lumière extrêmement vive, le second est en porcelaine, et laisse diffuser une partie de la lumière qui sert à éclairer la salle.

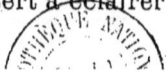

Le chauffage est effectué par un gros poêle émaillé dont le tuyau va aboutir à un corps de cheminée longeant la salle ; il élève la température facilement au-dessus de 20 degrés. Il repose sur trois pieds, pour ne pas gêner l'écoulement des eaux de lavage. Il est toujours chargé et prêt à être allumé.

Nous n'insistons pas ici sur les divers objets complétant l'ameublement. La description des flacons et appareils laveurs, bocaux, cuvettes diverses, boîtes en fer-blanc, boîtes en nickel ou en cuivre ne présente aucun intérêt, ces objets indispensables se retrouvant, les mêmes à peu près, dans toutes les salles d'opération nouvelles.

## 2° LABORATOIRE

Cette seconde pièce est l'annexe indispensable de la précédente ; communiquant librement avec elle, elle sert à loger, à proximité du chirurgien, tous les objets qui n'auraient pu, sans encombrement fâcheux, trouver place dans la salle d'opérations. De dimensions un peu plus restreintes que cette dernière, elle a, comme elle, une fenêtre donnant sur le jardin et une porte double ouvrant sur le vestibule. Le sol est en ciment de Portland, avec une pente conduisant les eaux de lavage dans l'un des angles, où elles s'écoulent au dehors par un conduit analogue à celui que nous avons décrit plus haut. Les murs sont en ciment jusqu'à un mètre de hauteur ; au-dessus, en plâtre peint et verni. Le long des murs courent des tuyaux d'eau et de gaz, les uns destinés au laboratoire lui-même, les autres traversant le mur de séparation pour se rendre dans la salle d'opération.

Le long d'une des parois (fig. V) règne une longue et large table en carreaux de faïence supportée par un bâtis en fer. Sur cette table l'on voit deux marmites en cuivre munies de robinets à leur partie inférieure ; l'un de ces récipients a une trentaine de litres de capacité, le plus petit en a quinze. Ils sont

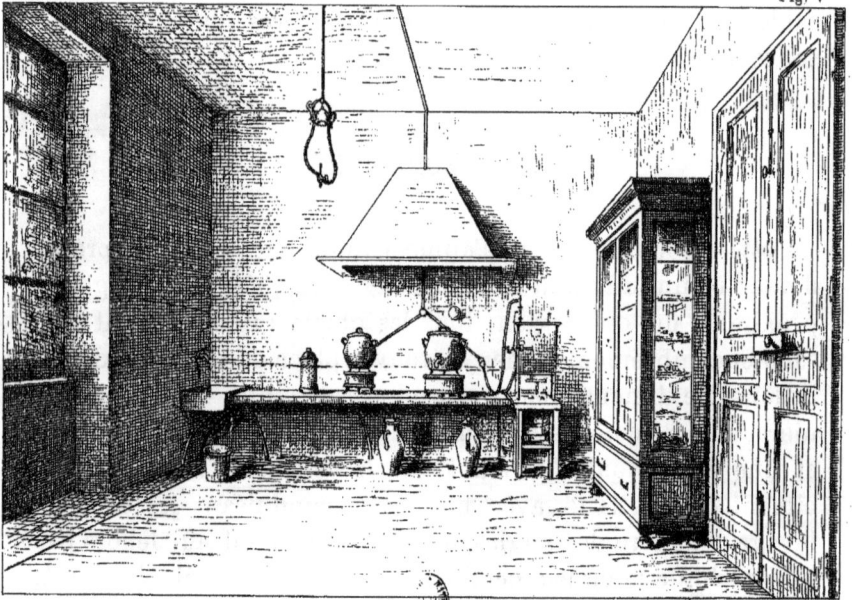

Fig. V

Fig. VI

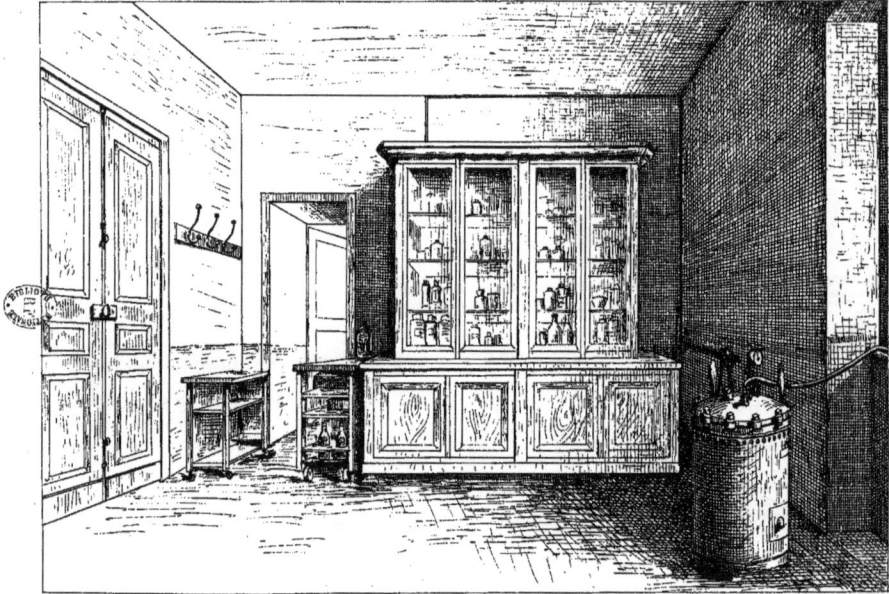

chauffés par deux fourneaux à gaz puissants et servent à la préparation de l'eau bouillie. Au-dessus de la partie de la table qui leur est réservée, une hotte reçoit la vapeur d'eau produite par l'ébullition prolongée et la conduit à l'extérieur.

A l'extrémité gauche de cette table, dans l'angle de la salle, un robinet amène l'eau de ville qui s'écoule sur une large pierre creusée en évier et pourvue d'un tuyau d'écoulement. A l'autre extrémité, sur une table massive en bois, se trouve le stérilisateur Poupinel pour les instruments métalliques; sa rampe à gaz est alimentée par le robinet à gaz voisin.

Le long de la paroi voisine, près du stérilisateur, l'on voit la vitrine à instruments, faite par le menuisier de l'hôpital. Elle est en chêne et glaces : les portes, les côtés, les rayons sont en glace, de façon à ce que la propreté la plus minutieuse puisse y être entretenue et à ce qu'on ait sous les yeux tous les instruments sans ouvrir la vitrine.

Sur une autre paroi (fig, VI), l'on remarque : 1° la porte de communication avec la salle d'opérations; 2° une large et haute vitrine en chêne garnissant la plus grande étendue de cette face. Elle est formée de deux parties. L'inférieure, de 60 centimètres de profondeur, reçoit le linge qui sert aux opérations, draps, alèzes, serviettes, tabliers, blouses, etc., etc. La partie supérieure est moins profonde et a des portes vitrées; y trouvent place les réserves d'objets de pansement, cotons, gaze iodoformée, soies à sûtures, crins de Florence, etc. les solutions diverses de cocaïne, de morphine, etc. A gauche de cette vitrine, un petit charriot avec roues caoutchoutées. logeant sur ses différents rayons, dans des boîtes en fer blanc les cotons hydrophile et ordinaire, la gaze iodoformée, les bandes en toile et en tarlatane, la vaseline boriquée et iodoformée, etc., etc. Ce charriot contient, en un mot, tout ce qui est nécessaire pour le premier pansement et pour les renouvellements de pansement des opérés qui ont lieu dans leurs chambres respectives.

A droite de la vitrine est placé l'autoclave Chamberland grand modèle, dont le chauffeur est alimenté par un double robinet de gaz voisin. Nous nous en servons pour obtenir l'asepsie des tampons de coton hydrophile, des compresses en toile ou en tarlatane servant pendant les opérations, ainsi que de la soie, des crins de Florence, des drains en caoutchouc.

Comme on le voit par la description ci-dessus, la salle d'opérations et le laboratoire ont été organisés de façon à rendre aussi facile que possible la réalisation d'une asepsie rigoureuse. Depuis deux ans, en effet, et pour toutes les opérations portant sur des tissus non infectés, nous avons abandonné de plus en plus l'emploi des antiseptiques, que nous réservons aux plaies préalablement infectées et suppurantes. Cette méthode, d'une application difficile quand nous n'avions pas de salle d'opérations, est devenue très pratique depuis l'ouverture du pavillon, et les résultats excellents qu'elle nous a donnés, aussi bien dans les interventions sur l'abdomen que sur les membres, l'absence de toute élévation thermique et la suppression de la suppuration que nous constatons régulièrement, ne peuvent que nous engager à persévérer dans cette voie.

Les principes de cette méthode qui commence à se vulgariser en France et qui y a fait son entrée officielle au congrès de chirurgie de Limoges (1890), par la communication du docteur Terrier (de l'Antisepsie et de l'Asepsie en chirurgie), sont trop connus actuellement pour qu'il y ait lieu de les résumer ici. Leur application exige, du reste, une surveillance minutieuse et intelligente, et ne peut être confiée qu'à un aide expérimenté. C'est l'infirmier en chef de notre service qui est chargé de ce rôle important. Lui seul a la clef de la salle et du laboratoire, qui restent constamment fermés : c'est lui qui, avant l'opération, fait baigner le malade, protège la région opératoire par un pansement humide avec des compresses stérilisées, et surveille simultanément le fonctionnement du stérilisateur Poupinel et de l'autoclave Chamberland, lui enfin qui, après l'opération, effectue le lavage de la salle et remet tout en état.

## VESTIBULE

La salle d'opérations et le laboratoire sont en communication avec le reste du pavillon par un vaste vestibule-corridor, de 2<sup>m</sup>,50 de large et d'une vingtaine de mètres de longueur (voir fig. 2). Le sol est cimenté dans toute l'étendue, les murs sont en plâtre peint et verni. Cette galerie est éclairée par quatre fenêtres et une porte vitrée donnant sur le jardin. Ses dimensions exceptionnelles donnent une grande facilité au service intérieur du pavillon. : Bien qu'elle soit occupée par 1° un très gros poêle; 2° deux vastes armoires où est logé tout le linge destiné aux malades et aux chambres; 3° des coffres à bois servant de sièges, elle permet encore facilement le va et vient de la table d'opérations, et sert de promenoir aux malades convalescents.

## CHAMBRES DE MALADES

Sont au nombre de trois. Ce nombre semble parfaitement suffisant pour les besoins de l'hôpital de Nevers, d'autant plus que le pavillon n'est qu'un lieu de passage, et que les opérés sont habituellement transportés dans la salle commune sur un brancard, quelques jours après l'opération, quelquefois le jour même. En cas d'insuffisance reconnue, rien ne serait du reste plus facile que de construire deux nouvelles chambres, une à chaque extrémité du bâtiment.

Ces chambres sont d'une installation simple mais très confortable. Etablies toutes trois sur le même modèle, elles ont un plancher en chêne reposant sur voûtes en briques; les murs sont en plâtre peint et verni. Une large fenêtre donne au couchant sur le jardin; un bec de gaz central fournit la lumière artificielle; chaque pièce a une cheminée avec appareil Fondet. Dans chaque chambre, deux lits en fer, avec sommier en fer (un des lits sert à l'infirmier chargé de veiller l'opéré pendant les premiers jours); deux tables de nuit, deux chaises, deux petites tables (l'une servant à supporter la cuvette pour le lavage des mains, la seconde les objets de pansement); Enfin, une commode pour recevoir le linge de corps et les vêtements du malade.

## CABINET DE BAINS

Situé à l'aile gauche du pavillon : 3ᵐ,50 de long environ sur 2 mètres de large. Le plancher et les murs, jusqu'à la hauteur de un mètre, sont en ciment de Portland, le reste en plâtre verni.

Une baignoire émaillée d'une part, un fourneau surmonté d'un réservoir à eau bouillante de l'autre, forment l'ameublement sommaire mais suffisant de cette pièce, dont la présence dans un pavillon d'opérations était naturellement indispensable.

Non moins urgente était l'existence de water-closets; ils sont situés à l'autre extrémité du pavillon et ne présentent du reste rien de particulier dans leur installation.

## CHAMBRES D'INFIRMIERS

Aux deux extrémités du bâtiment, le grenier est susceptible d'être mansardé et de fournir deux logements d'infirmier : Ces chambres qui n'existent pas encore nous paraissent indispensables et pourraient être créées à fort peu de frais du reste; elles devraient être reliées aux chambres de malades par une sonnerie électrique.

## DISTRIBUTION DE L'EAU ET DU GAZ

La construction que nous venons de décrire a nécessité, en outre, des travaux d'assez grande importance, destinés à :

1° Amener et distribuer l'eau de ville et le gaz;

2° Emmener à l'égoût les eaux de lavage et les eaux de pluies.

### I

L'eau et le gaz arrivent au pavillon par des canalisations spéciales embranchées, non sur les conduites de l'hôpital, mais bien sur celles de la rue de Paris qui longe le jardin. L'avantage de cette disposition était d'assurer une plus grande uniformité et constance dans le débit de l'eau et du gaz qui auraient pu être influéncés par l'ouverture simultanée de plusieurs autres robinets de l'hôpital.

L'eau de ville est amenée par trois conduits principaux : 1° A la salle d'opérations; 2° au laboratoire; 3° au cabinet de bains. Un robinet de décharge placé au fond d'un puisard, à quelques mètres du pavillon, permet, pendant les hivers rigoureux de vider les tuyaux et d'empêcher le gel.

Le gaz se distribue à toutes les pièces pour l'éclairage et donne de nombreux becs de chauffage dans le laboratoire et la salle d'opérations.

### II

Les eaux de lavage de la salle d'opérations et du laboratoire, les liquides rejetés par le vidoir, les eaux du cabinet de bains, les eaux de pluie, sont collectées par un système très complet de conduites en ciment d'un large diamètre et sont emmenées jusqu'à l'égoût voisin, distant de quarante mètres environ du pavillon d'opération.

## PRIX DE REVIENT DU PAVILLON

Nous ne croyons pas inutile de terminer en indiquant le prix de revient de la construction et du mobilier que nous venons de décrire, et qui s'élève à la somme de 22,600 francs.

Ce chiffre paraîtra très modéré si l'on considère l'importance de la construction et l'excellente exécution de tous ses détails d'aménagement qui ont été confiés aux divers entrepreneurs de l'Hopital.

### 1° CONSTRUCTION

| | | |
|---|---:|:--|
| Terrassements et maçonnerie . . . . | 6,700 | » |
| Charpente . . . . . . . . . . | 2,200 | » |
| Couverture . . . . . . . . . . | 1,000 | » |
| Zinguerie . . . . . . . . . . | 700 | » |
| Menuiserie . . . . . . . . . . | 1,300 | » |
| Serrurerie . . . . . . . . . . | 900 | » |
| Plâtrerie, peinture et vitrerie . . . . | 2,400 | » |
| Installation des conduites de gaz et appareils divers . . . . . . . . | 1,000 | » |
| Installation des conduites d'eau de la Ville . . . . . . . . . . . | 800 | » |
| Installation du système de tuyaux en ciment emmenant à l'égout les eaux de la Salle d'Opérations, du Laboratoire et de la toiture . . . . . . . . . | 600 | » |
| Travaux divers (stores, etc.) . . . . | 400 | » |

| | | | | |
|---|---:|:--|---:|:--|
| TOTAL . . . | 18,000 | » | | |
| Honoraires de l'architecte, 5 p. 0/0 . . | 900 | » | 18,900 | » |
| *A reporter* . . . . | | | 18,900 | » |

*Report.* . . . . . 18.900 »

## 2° MOBILIER

### Salle d'Opérations

| | | |
|---|---|---|
| Vidoir, siphon, support à scellement. . | 95 | » |
| Trois tables en marbre avec leurs supports | 140 | » |
| Filtre Chamberland et son support. . . | 105 | » |
| Trois tablettes glaces (5 mètres longueur totale sur 0ᵐ30). . . . . . . . | 115 | » |
| 16 consoles cuivre nickelé . . . . | 110 | » |
| Port, emballage . . . . . . . . | 30 | » |
| Table d'opérations (émballage, port, retouches). . . . . . . . . . | 309 | » |
| 2 Flacons à robinets (de 10 litres) . . . | 30 | » |
| 2 Barillets à eau distillée avec robinets (de 10 litres). . . . . . . . | 18 | » |
| 4 Cuvettes porcelaine . . . . . . | 11 | » |
| 6 Flacons petits, bouchés à l'émeri. . . | 5 | » |
| Emballage, port . . . . . . . . | 12 | » |
| Poële de la salle d'opérations et ses accessoires. . . . . . . . . . | 200 | » |
| Table pour instruments : port, emballage | 65 | » |
| Porte-blouses nickelé . . . . . . | 25 | » 1,270 » |

### Laboratoire

| | | |
|---|---|---|
| Vitrine à instruments (chêne et glaces). | 250 | » |
| Vitrine à objets de pansement (chêne et glaces) . . . . . . . . . . | 250 | » |
| Autoclave Chamberland et boîtes en cuivre. . . . . . . . . . | 380 | » |
| Stérilisateur Poupinel et boîtes en nickel. | 361 | » |

*A reporter.* . . . . 1,241 » 20,170 »

|  | | | |
|---|---|---|---|
| *Report.* . . . . | 1,241 » | 20,170 » |
| Charriot de pansement (roues caout-choutées. . . . . . . . . . | 75 » | |
| Boîtes fer blanc pour objets de pansement | 30 » | |
| 1 Marmite cuivre avec robinet (32 litres). | 41 » | |
| 1 Marmite cuivre avec robinet (10 litres). | 13 » | |
| 1 Marmite tôle émaillée avec robinet (15 litres). . . . . . . . . . | 32 » | |
| Poële. . . . . . . . . . . . | 60 » | 1,492 » |

### Vestibule

|  | | |
|---|---|---|
| 2 Armoires sapin (pour linge) . . . . | 100 » | |
| 2 Coffres à bois formant siège . . . . | 100 » | |
| 1 Poële et accessoires (calorifère). . . | 150 » | 350 » |

### Cabinet de Bains

|  | |
|---|---|
| 1 Baignoire et un fourneau avec réservoir existant dans l'Hopital, évalués. . | 400 » |

### Chambres de malades

|  | | |
|---|---|---|
| Le mobilier (lits, commode, table, chaises, literie) étant pris dans l'Hopital ou fabriqué à l'Hopital, impossible à évaluer. | | |
| Travaux divers (scellement et pose d'appareils). . . . . . . . . | 188 » | 188 » |
| TOTAL GÉNÉRAL. . . . . | | 22,600 » |

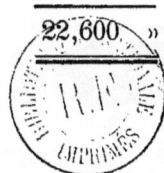

221

www.ingramcontent.com/pod-product-compliance
Lightning Source LLC
Chambersburg PA
CBHW060507210326
41520CB00015B/4127